GUIDE PRATIQUE

POUR L'USAGE DES

PHARMACIES PORTATIVES

DE

CAVAILLÉS

Pharmacien de 1re classe, lauréat de l'École supérieure de Paris
ex-pharmacien interne des hôpitaux civils
Fournisseur de la Compagnie des chemins de fer de l'Italie méridionale
et de plusieurs autres administrations

PARIS

A LA PHARMACIE ROGÉ

12, RUE VIVIENNE

1868

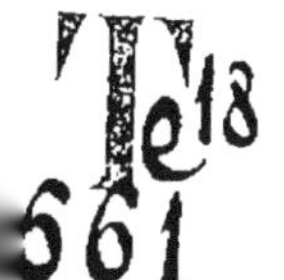

GUIDE PRATIQUE

POUR L'USAGE DES

PHARMACIES PORTATIVES

DE

CAVAILLÉS

Pharmacien de 1re classe, lauréat de l'École supérieure de Paris
ex-pharmacien interne des hôpitaux civils
Fournisseur de la Compagnie des chemins de fer de l'Italie méridionale
et de plusieurs autres administrations

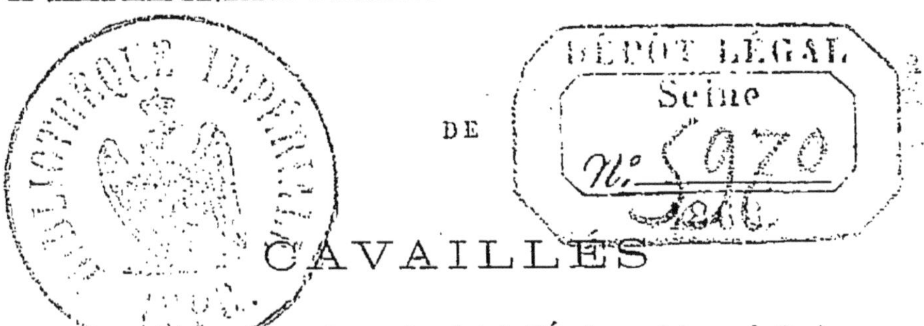

PARIS

A LA PHARMACIE ROGÉ

12, RUE VIVIENNE

1868

AVANT PROPOS

La possession d'une Pharmacie de secours est devenue une nécessité, en ce temps où les voyages et la villégiature sont non-seulement un plaisir, mais un besoin réel. Aussi les personnes qui voyagent et celles qui habitent constamment ou temporairement la campagne, doivent-elles être munies d'une petite caisse de médicaments, de manière à pouvoir, en l'absence du médecin, donner les premiers soins aux malades ou aux blessés. Nous avons cherché à perfectionner ces boîtes de secours de telle façon qu'elles renferment tous les objets réellement utiles et que leur volume soit le plus restreint possible. Le livret que nous publions a pour but de faciliter l'emploi des médicaments et instruments renfermés dans nos boîtes.

Notre *Guide pratique* se divise en trois parties distinctes :

L'Instruction hygiénique ;

L'Instruction médicale ;

Et l'Instruction pharmaceutique.

Dans l'Instruction hygiénique, nous indiquons les précautions à prendre pour conserver la santé, principalement en voyage et à la campagne.

L'Instruction médicale contient le tableau sommaire, par ordre alphabétique, des principales maladies et des principaux accidents qui peuvent atteindre l'homme. L'indication des secours urgents à donner avant l'arrivée du médecin, enfin quelques mots sur l'usage des instruments de chirurgie contenus dans nos pharmacies.

L'Instruction pharmaceutique renferme la liste des médicaments les plus usités et la dose ordinaire de leur emploi. Elle contient aussi le mode de préparation de quelques médicaments simples, tels que les cataplasmes, les sinapismes, les tisanes, le vin de quinquina, etc., etc. Nous terminons par une petite notice sur les divers appareils et ustensiles renfermés dans nos coffres.

INSTRUCTION HYGIÉNIQUE

On donne le nom d'hygiène à la partie de la médecine qui trace les règles à suivre pour le choix des moyens propres à entretenir l'action normale de nos organes, de manière à conserver la santé et l'existence. Ces moyens sont au nombre de quatre principaux : l'habitation, l'alimentation, les vêtements et les soins du corps.

L'HABITATION.

Le choix de l'endroit qu'on doit habiter est extrêmement important en tous lieux et surtout à la campagne. Il faut rechercher un climat tempéré et une maison bien agencée, autant que possible ayant sa façade au midi. Les chambres doivent être vastes, et l'air doit y circuler et s'y renouveler facilement. Ces conditions sont surtout indispensables pour la pièce qu'on occupe la nuit. Le sol sur lequel repose l'habitation doit être élevé et sec ; aussi les terrains légers et sablonneux sont-ils toujours préférables lorsqu'on veut créer une maison de campagne. Inutile d'ajouter que la plus grande propreté est indispensable pour la salubrité de la maison qu'on habite.

ALIMENTATION.

La première règle du régime alimentaire est d'éviter tout excès. Cette règle est surtout importante dans les pays chauds où les excès de nourriture et de boisson exposent l'homme aux plus grands dangers. C'est de semblables excès que résultent les diarrhées, les dyssenteries, les cholérines, les fièvres, les congestions cérébrales, etc. Une alimentation modérée est donc de rigueur pour conserver la santé.

Le régime doit être proportionné à la dépense d'exercice et de force musculaire. L'homme qui travaille de tête a besoin de moins d'aliments que l'homme qui travaille de ses bras.

Le régime doit être mixte, c'est-à-dire composé à la fois de viandes et de végétaux. Autant que possible faire usage de viandes fraîches. Le bœuf, le mouton, le veau, les volailles sont de bonnes viandes dont on peut se nourrir habituellement. User modérément et plus rarement du gibier ; manger peu de viande de porc et de charcuterie. Les salaisons sont mauvaises comme nourriture habituelle et prolongée : elles sont indigestes et stimulent trop l'estomac ; n'y avoir recours que par intervalle et faute de mieux.

Les bouillons, les potages gras ou maigres, les œufs, les poissons frais, les fromages pas trop fermentés constituent de bons aliments.

Préférer le pain rassis au pain tendre. Ne faire qu'un usage modéré des féculents : pois, haricots, pommes de terre, etc. ; ce sont de bons aliments à petite dose, mais employés en excès ou exclusivement, ils deviennent nuisibles ; il en est de même du lait qui, pris en abondance, détermine souvent des dérangements intestinaux. Éviter les aliments gras (beurre, graisses d'animaux), les aliments indigestes (œufs durs, pâtés, etc.), éviter surtout les condiments âcres (poivres, piment, moutarde, raifort, etc.).

Les légumes frais et les fruits doivent entrer dans l'alimentation ; les herbes potagères, les salades peu épicées sont d'un très utile emploi ; mais n'en pas faire excès, et surtout ne pas en faire sa nourriture exclusive.

Les fruits sucrés et bien mûrs, les fruits acidules même concourent à protéger efficacement la santé ; mais il faut bien se garder d'en abuser , car l'usage en excès détermine promptement des irritations intestinales. S'abstenir surtout de fruits verts non parvenus à maturité.

Le choix des boissons est aussi très important. Le vin est un tonique et un stimulant utile, je dirai même presque nécessaire à la digestion des aliments ; mais il doit toujours être pris modérément et seulement aux repas. Le plus souvent il faut le couper d'eau. Le vin rouge contenant environ 10 pour 100 d'alcool est le plus convenable comme boisson habituelle. S'abstenir le plus possible de vins blancs et de vins spiritueux, faire très rarement usage de liqueurs fortes : rhum, eau-de-vie et surtout absinthe.

Le café est une bonne boisson, surtout dans les pays chauds ; pris modérément et pas trop fort, il constitue un excellent tonique. Nous n'en conseillerons pas cependant l'emploi journalier. Le thé est encore une boisson convenable. Peu d'orangeade et de limonade. Il faut apporter une très grande attention à la qualité de l'eau à boire. Ne boire autant que possible que de l'eau courante, de l'eau des rivières, des sources. Si l'on est obligé de faire usage de l'eau de pluie ou de citerne, ne la boire qu'après l'avoir fait bouillir et l'avoir ensuite abandonnée à l'air pendant un certain temps , et mieux encore ne jamais boire d'eau seule ; y ajouter un peu d'eau-de-vie, de vin, ou la prendre sous forme d'infusion légère de thé ou de café. Voici, d'ailleurs, quels sont les caractères de la bonne eau potable : elle doit être limpide, tempérée en hiver, fraîche en été, inodore et d'une saveur agréable ; tenir en dissolution une proportion con-

venable d'air, d'acide carbonique et de substances orga-
niques, dissoudre le savon et être propre à la cuisson
des légumes. L'eau ne doit être ni fade, ni douceâtre, ni
salée, un litre d'eau évaporé à siccité ne doit pas laisser
un résidu de plus de 60 centigrammes.

Dans tous les cas il faut boire modérément. C'est une
erreur de croire que l'on résiste à la chaleur et à la soif
en se gorgeant de liquides. Les excès de boissons produisent des dérangements d'intestins, des transpirations
abondantes, et consécutivement une diminution notable
des forces.

Se garder de boire une eau très froide quand le corps
est en sueur.

VÊTEMENTS.

Protéger la tête contre l'action directe du soleil, à
l'aide d'un chapeau de paille à larges bords qui abrite le
crâne et les yeux contre les rayons solaires. Si le soleil
est très-ardent, il est prudent de faire usage d'un couvre-
nuque. Pour cela placer sous le chapeau un mouchoir
qui descende jusque sur les épaules et couvre, avec la
nuque, le cou et les parties latérales du visage.

Vêtements légers, amples, blancs de préférence, les
étoffes de laine sont surtout utiles dans les pays chauds,
elles doivent être préférées au coton et à la toile; elles
isolent très-bien le corps, le protégent contre la chaleur
et le préservent contre les différences considérables de
température qui existent entre le jour et la nuit.

SOINS DU CORPS.

Une excessive propreté est indispensable, surtout en
voyage. Lavages répétés; une ablution froide faite sur

tout le corps, matin et soir, est une excellente habitude hygiénique.

Bains fréquents ; les bains froids et surtout les bains de mer d'une courte durée, sont très-avantageux pour modérer la chaleur et ranimer les forces.

INSTRUCTION MÉDICALE

Indication des premiers soins à donner aux malades et aux blessés avant l'arrivée du médecin.

Nota. — Les quelques conseils que nous donnons sur l'emploi des médicaments ne doivent jamais dispenser d'appeler un médecin ; ce n'est que dans les cas graves, et en attendant l'arrivée du docteur, qu'on doit les suivre.

Abcès. — Émollients, cataplasmes de farine de lin, lotions à l'eau de guimauve ; pansement avec la baudruche gommée en ménageant une ouverture pour l'écoulement du pus. Souvent une petite incision hâte la guérison.

Aphthes (Petits chancres de la bouche). — Les toucher avec un petit pinceau imbibé de solution concentrée d'alun ou les cautériser avec la pierre infernale.

Apoplexie. — Débarrasser le malade de ses vêtements et de toute compression ; le placer dans un endroit frais, aéré, la tête élevée et découverte. Compresses imbibées d'eau froide sur le front et les tempes. Sinapismes aux extrémités inférieures.

Si l'apoplexie se produit après le repas, il convient d'administrer un vomitif et d'en faciliter l'effet par l'emploi de l'eau tiède. (Émétique, 10 centigr. dans un quart de verre d'eau). Souvent la saignée est indiquée, mais le médecin seul doit la pratiquer, et, en attendant son arrivée, il faut s'en tenir aux conseils indiqués ci-dessus.

Asphyxie. — On appelle asphyxie la suspension du phénomène de la respiration, et par suite celle de toutes les autres fonctions : circulation du sang, etc. Aussi est-il urgent, dans le cas d'asphyxie, de rétablir la respiration et la chaleur le plus tôt et par tous les moyens possibles. *Traitement général :* placer le malade dans un endroit aéré, après l'avoir débarrassé des vêtements qui le gênent; éloigner toute personne inutile. Frictions répétées avec des linges imbibés d'eau vinaigrée ou légèrement alcoolisée. Projeter à plusieurs reprises de l'eau froide à la face; titiliation des narines avec une barbe de plume ou tout autre objet. Si ces moyens échouent, faire respirer avec précaution le flacon d'ammoniaque ou de vinaigre anglais. Avoir enfin recours à la respiration artificielle: pour cela placer une main de chaque côté sur la base de la poitrine et exercer une assez forte pression de façon à déprimer les côtes ; cela fait, cesser la pression en laissant la poitrine se relever; répéter ce mouvement toutes les dix secondes environ, pendant quelques minutes. Attendre un instant et recommencer les pressions méthodiques, si les mouvements respiratoires ne se produisent pas. Si la respiration artificielle ne produit pas de résultat, introduire directement de l'air dans les poumons du malade en appliquant bouche contre bouche. Enfin, si la respiration ne se manifeste pas, avoir recours aux moxas ; à cet effet, plonger un instrument en fer (marteau, outil, ou autre) dans de l'eau bouillante, l'y laisser séjourner de manière à lui communiquer une forte chaleur, et l'appliquer à plusieurs reprises, pendant trois ou quatre secondes à différents endroits de la base de la poitrine. Il ne faut pas se décourager dans l'emploi de ces divers moyens ; on doit insister et n'abandonner le patient que lorsque la rigidité cadavérique se produira ; on a souvent vu des asphyxiés ne revenir à la vie qu'après plusieurs heures de soins assidus.

On distingue plusieurs sortes d'asphyxie :

1° *Asphyxie par le charbon.* — Traitement général, compresses d'eau vinaigrée.

2° *Asphyxie par submersion.* — *Noyés.* — Emploi du traitement général, en ayant le soin de placer le malade sur le côté droit. Débarrasser la bouche et les narines des mucosités qu'elles peuvent renfermer. Persister long-temps. Dès que la respiration est rétablie, faire prendre au malade un demi verre d'eau sucré additionné d'une cuillerée à café d'eau de Mélisse des Carmes.

3° *Asphyxie par le froid.* — Rappeler la chaleur lente-ment et progressivement ; lotions d'eau froide, puis tiède et enfin chaude ; ensuite, traitement général. Dès que la respiration a reparu, potion comme ci-dessus ; provoquer la transpiration.

Blessures, Plaies, Hémorragies. — Si la blessure est légère (excoriations, coupures), laver la plaie à l'eau froide additionnée de quelques gouttes de tein-ture d'arnica. Rapprocher les bords de la plaie et les maintenir avec un morceau de baudruche gommée ou des bandelettes de sparadrap ; appliquer par dessus une bande modérément serrée. S'il y a contusion et douleur vive, employer la teinture d'arnica coupée de moitié d'eau, puis compresses imbibées d'eau froide ; arroser très-souvent ce pansement d'eau froide. Quand la dou-leur a disparu, application d'une légère couche de col-lodion Rogé. Enfin, si la plaie est profonde avec déchi-rement des tissus, perte de sang ; lavages à l'eau froide compresses imbibées d'eau blanche à la teinture d'arnica (eau, un verre ; extrait de Saturne et teinture d'arnica, de chaque, une cuillerée à café). Si l'hémorragie est abondante, tenir la plaie comprimée avec un tampon d'amadou ou de charpie ; compresses, bande assez fortement serrée. Si malgré ces soins l'écoulement de sang persiste, défaire le pansement sans enlever le caillot de sang formé, mouiller rapidement un morceau d'amadou de perchlorure de fer coupé d'un tiers d'eau, l'appliquer sur la plaie et refaire le pansement comme précédemment. Le cas est très-grave si l'hémorragie est très-abondante, et surtout si le sang s'écoule par jets saccadés avec une couleur rouge écarlate ; *mander en toute hâte* un médecin près du blessé, après avoir tamponné la plaie avec le perchlorure de fer.

Brûlures. — Immersion immédiate de la partie brûlée dans l'eau froide. Si la peau n'est pas enlevée, application d'une couche de collodion Rogé. A défaut, compresses légèrement serrées imbibées d'eau blanche à l'arnica (voyez *Blessures*). Si la plaie est grave et à vif, pansement avec du coton cardé imprégné de liniment oleo-calcaire (eau de chaux et huile d'amandes, parties égales, agitez fortement), ou de cérat légèrement saturné (cérat, 30 grammes, extrait de Saturne, 1 gramme).

Coliques. — Les coliques sont généralement suivies de diarrhée (voir ce mot) ; dans tous les cas, l'emploi des cataplasmes sur le ventre et des infusions aromatiques chaudes (menthe, tilleul, oranger, thé) est toujours utile. Chez les enfants à la mamelle, les coliques sont toujours produites par des indigestions. Bien des nourrices, sous prétexte de fortifier les nourrissons, les bourrent de bouillies ou autres aliments indigestes, et amènent ainsi un dérangement d'estomac qui quelquefois peut être grave. On calmera ces désordres chez les nouveaux-nés par des frictions d'huile de camomille sur le ventre, et l'administration de l'eau de riz ou de la décoction blanche de Sydenham s'il y a diarrhée ; et l'emploi de la manne ou du sirop de chicorée s'il y a constipation.

Constipation. — Faire usage de prises de rhubarbe (0,60 centigrammes). Lavement avec une forte cuillerée de gros miel, pilules purgatives (ante cibum), une ou deux immédiatement avant le repas du soir ; boire du thé chaud léger quand l'effet se produit. Lorsqu'on veut se servir d'un véritable purgatif, prendre de préférence les préparations salines qui n'irritent pas les intestins : eau de Sedlitz, limonade Rogé.

Convulsions des enfants. — Ces accidents ont, en général, pour cause la dentition et exigent la présence du médecin. Cependant, en son absence, on devra mettre l'enfant dans un endroit aéré, le dépouiller des langes qui le gênent, lui tenir des compresses fraîches sur la tête, lui promener sur les jambes de petits sinapismes, et lui faire respirer avec précaution quelques gouttes d'éther sur un linge.

Croup. — Cette terrible maladie débute par les symptômes suivants : la toux est fréquente, rauque et suivie d'un petit sifflement aigu ; la respiration est pénible. Dans la gorge, sur les amygdales, le voile du palais et la luette, on remarque de petites plaques blanches caractéristiques. Cette affection se manifeste surtout la nuit ; elle attaque principalement les enfants de deux à huit ans. Il faut en toute hâte mander un médecin ; mais si l'on s'en trouve éloigné, il faut administrer immédiatement à l'enfant un paquet de 50 centigrammes d'ipécacuanha en poudre délayé dans un tiers de verre d'eau, afin de faire expulser les fausses membranes; on donne ce mélange en trois fois, à cinq minutes d'intervalle. Si cette dose ne produit pas de vomissements, on doit en donner une pareille de la même manière; pour le reste du traitement, attendre l'arrivée du docteur. Le croup atteint principalement les enfants qui habitent les endroits bas et humides; aussi faut-il toujours choisir pour eux des chambres bien aérées, sèches et exposées, autant que possible, au midi. Le croup étant une maladie contagieuse, surtout pour les enfants, on doit les éloigner des endroits où règne cette terrible épidémie.

Dents (Mal de).— Pour éviter ces souffrances, qui sont quelquefois intolérables, il faut tenir la bouche en parfait état de propreté; emploi de la poudre de charbon de saule au quinquina, et de l'eau de Botot comme dentifrices.— Se garantir des courants d'air. — Pour guérir les douleurs de dents, le plus sûr moyen est l'extraction; néanmoins on réussit assez généralement à les apaiser par l'emploi du chloroforme dentaire (mixture odontalgique). On sèche la cavité avec du coton cardé et on y introduit un tampon de coton imprégné de mixture.

La dentition chez les enfants amène souvent des accidents qu'on combattra avec succès par l'usage de l'odonto-Worms, préparation tonique et calmante qui réussit très-bien dans ce cas. (Voyez ce mot).

Diarrhée (choléra).— La diarrhée sera guérie facilement par l'emploi des moyens suivants : repos et diète, tisane de riz sucrée avec le sirop de coings, lavements d'amidon. Prendre chaque jour à jeun deux ou trois des paquets suivants : sous-nitrate de bismuth, 1 gramme; laudanum de Sydenham, deux gouttes pour une dose. Si on est pris de diarrhée en temps d'épidémie cholérique, il faut se hâter de s'en débarrasser par les moyens ci-dessus, le choléra débutant presque toujours par cette affection appelée à cause de cela, diarrhée prémonitoire. Aussi, est-il urgent d'appeler alors un médecin. Si avant l'arrivée du docteur les selles étaient riziformes et les vomissements fréquents, donner de l'eau de seltz par cuillerées et des morceaux de glace à sucer, frictionner fortement le malade avec des linges ou des brosses de flanelles de manière à ramener la chaleur à la peau.

Douleurs. — Rhumatismes. — Les médecins conseillent dans ce cas l'emploi en frictions sur les parties malades du liniment suivant : chloroforme pur une partie, huile d'amandes, trois parties, mêlez et enfermez dans un flacon bien bouché. L'emploi du papier chimique est aussi d'un bon usage. Enfin, M. le docteur Robert de Latour se sert avec grand succès du collodion Rogé.

Empoisonnements. — Lorsqu'une personne en bonne santé, après l'ingestion de boissons ou d'aliments, est prise subitement de nausées, de vomissements, de coliques, on peut soupçonner un empoisonnement. Traitement général en attendant l'arrivée du médecin : expulsion du poison par les voies naturelles ; vomitifs : émétique, 10 centigrammes dans un demi-verre d'eau, administré en trois fois toutes les dix minutes ; eau tiède pour faciliter les vomissements ; purgatifs salins : sulfate de soude, sulfate de magnésie, citrate de magnésie. Tisanes sudorifiques, etc. Le médecin seul doit donner l'antidote spécial. On peut néanmoins, en son absence, faire boire abondamment de l'eau albumineuse (trois blancs d'œuf battus dans un litre d'eau), tenant en suspension deux ou trois fortes cuillerées de magnésie calcinée. Cette substance réussit dans la plupart des cas ; ne pas craindre de l'administrer à haute dose.

Engelures, gerçures. — Quand les engelures ne sont pas ulcérées, une simple lotion matin et soir avec la glycérine pure ou coupée de moitié d'eau, suffit pour amener une prompte guérison. Quand l'ulcération s'est produite, l'emploi d'une pommade astringente et calmante devient indispensable. Nous avons, à cet effet, une pommade qui réussit très-bien.

Fièvres. — Les fièvres étant des maladies générales ne peuvent être convenablement traitées que par un médecin. Le sulfate de quinine est l'antidote par excellence de ce genre d'affection. Il s'emploie ordinairement à la dose de 50 centigrammes une heure avant l'accès.

Foulures, entorses, luxations. — Si un déplacement violent se produit dans une articulation, placer et soutenir le membre dans la position qui occasionne le moins de douleur au blessé. Éviter tout mouvement de la partie malade, mander ensuite un médecin près du blessé. S'il s'agit d'une simple foulure, placer sur le membre des compresses imbibées d'eau blanche (une cuillerée d'extrait de saturne dans un verre d'eau) et l'entourer d'une bande assez fortement serrée. Pour une entorse, plonger le membre dans un vase rempli d'eau froide et l'y maintenir plusieurs heures, en renouvelant l'eau à mesure qu'elle s'échauffe, puis enduire l'articulation d'une couche régulière de Collodion Rogé. Repos absolu pendant plusieurs jours.

Insolation, coup de soleil. — Laver les endroits irrités avec l'eau blanche légère; tenir ensuite des compresses enduites d'huile d'amandes ou de glycérine.

Maux de gorge. — Tenir le cou chaudement. Pour tisane: infusions de mauves, de violettes; gargarisme aux décoctions de racine de guimauve et de pavots (une demi-capsule pour demi-litre d'eau), sucer par jour huit à dix pastilles de chlorate de potasse à 25 centigrammes; si le mal persiste, se hâter d'appeler un médecin.

Maux d'yeux. — Les maladies des yeux sont généralement des affections graves; aussi, ne doit-on les soigner qu'avec l'aide du docteur. On emploie généralement pour l'inflammation des paupières un collyre fait avec 10 à 20 centigrammes de sulfate de zinc dans 100 grammes d'eau de roses. Souvent les voyageurs reçoivent dans les yeux de petits corps étrangers qui amènent une vive douleur; on s'en débarrasse de la manière suivante : rabattre la paupière supérieure sur la paupière inférieure, de manière à la couvrir à moitié, tenir l'œil dans cette position pendant quelques secondes; le petit amas de larmes qui se formera entraînera, en s'échappant, tout ce que l'œil renferme. S'il y a inflammation, tenir l'œil à l'abri de la lumière, à l'aide d'un bandeau de soie verte; lotions avec l'eau de guimauve ou de sureau; compresses imbibées du même liquide.

Morsures d'animaux venimeux. — Établir, s'il est possible, une ligature au-dessus de l'endroit mordu; faire saigner la plaie, la laver et la cautériser avec quelques gouttes d'acide phénique ou d'ammoniaque caustique. La recouvrir ensuite de linges trempés d'eau froide, faire prendre au malade un verre d'eau sucrée avec six gouttes d'ammoniaque.

Si la morsure est faite par un chien ou par un chat enragé, il faut se hâter de voir un médecin, et en attendant, après avoir lavé et pressé fortement la plaie en tous sens, allumer un grand feu de charbon de bois pour que le médecin trouve en arrivant de quoi faire rougir le fer à cautérisation, seule opération, plus effrayante que douloureuse, qui ait chance sérieuse de succès. Les lavages et les pressions doivent être faits de suite et prolongés jusqu'à la venue du docteur.

Piqûres d'insectes. — Abeilles, guêpes, mouches. —Enlever d'abord l'aiguillon à l'aide de la petite pince à écharde ; laver l'endroit piqué avec l'eau ammoniacale (une cuillérée à café dans un verre d'eau), compresses froides souvent renouvelées. Souvent une gouttelette d'ammoniaque ou d'acide phénique introduite dans la petite plaie, au moyen d'un bouchon à tige, suffit pour prévenir toute inflammation. Si, malgré tout, la douleur persiste et qu'il se forme un petit bouton rouge et douloureux, consulter rapidement un médecin. Pour peu qu'il se fasse attendre, faire sur la partie piquée, à l'aide d'une lancette ou d'un bistouri, une incision cruciale + et cautériser avec l'acide phénique pur ; puis compresses froides et administration de la potion ammoniacale, par cuillerées d'heure en heure. (Eau sucrée 1/2 verre, ammoniaque 6 gouttes.)

Rhumes, grippe. — Maladies des voies respiratoires qu'on doit se hâter de guérir, quoique souvent elles paraissent sans danger ; il faut donc prendre l'avis d'un médecin. Parmi les pectoraux les plus efficaces, nous indiquerons le sirop et les bonbons au baume de tolu. Quant au rhume de cerveau (coryza), on se trouvera bien de priser par le nez le mélange à parties égales de camphre en poudre, tannin et sous-nitrate de bismuth.

Rougeole.—Maladie éruptive qui atteint surtout les enfants ; elle est caractérisée par de petites taches rouges, un peu préominentes, semblables à des morsures de puces, qui se montrent d'abord à la face, puis au cou, à la poitrine et aux jambes. Cette maladie est contagieuse et n'attaque ordinairement qu'une fois ; tenir le malade dans une température douce. Repos, diète, boissons sudorifiques (infusion de fleurs de mauves, de violettes ou de bourrache), éviter avec soin tout refroidissement.

Saignement de nez. — Le saignement de nez s'arrête le plus souvent de lui-même ; mais s'il se prolonge on y met un terme de la façon suivante : maintenir la tête droite, un peu renversée en arrière et tenir levé en l'air le bras correspondant à la narine d'où s'écoule le sang ; ou bien, la tête étant renversée, tenir pendant quelques instants la narine fermée avec le doigt. Si ces moyens ne réussissent pas, appliquer des linges trempés d'eau froide sur le front, les tempes, la nuque. Aspirer par le nez de l'eau vinaigrée. Enfin introduire dans la narine un tampon de coton ou de charpie imbibé d'une solution concentrée d'alun. (Alun une cuillerée à café, eau 1/4 de verre.) Si l'hémorragie persiste, tamponner avec la solution de perchlorure de fer, coupée de 3/4 d'eau.

Nous terminons cet exposé par l'indication de l'emploi des instruments de chirurgie que renferment ordinairement nos boîtes de secours et nos trousses de poche.

La *lancette*, instrument destiné à pratiquer la saignée, ne doit être maniée pour cet usage que par un médecin ou une personne expérimentée. Elle peut néanmoins servir à ouvrir un abcès et à débrider une plaie, surtout dans le cas de piqûres ou de morsures venimeuses.

La *pince* sert à enlever les épines ou les échardes (fragments de bois ou autre corps étranger introduits accidentellement dans l'épaisseur de la peau). Elle sert aussi à retirer l'aiguillon des abeilles, guêpes, mouches, etc.

Le *porte-pierre* est un petit instrument destiné à supporter un crayon de pierre infernale (nitrate d'argent), pour les cautérisations des plaies de mauvaise nature.

Le *bistouri* (scalpel) est réservé au médecin, on peut

cependant en faire usage, comme de la lancette, pour ouvrir un abcès ou pratiquer une petite incision.

Les *ciseaux* sont spécialement destinés à découper les bandelettes de baudruche gommé ou de sparadrap pour le pansement des plaies.

Nous ajoutons parfois quelques aiguilles et épingles à suture et du fil ciré pour coudre les plaies dans les blessures graves.

INSTRUCTION PHARMACEUTIQUE

Indication par ordre alphabétique des principaux médicaments usités, avec la désignation des maladies auxquelles ils s'appliquent et la dose ordinaire et leur emploi.

Acide acétique cristallisable (vinaigre radical, vinaigre anglais), usage extérieur seulement. Ce produit est l'acide acétique pur, il se congèle en masse cristallines à + 10 degrés du thermomètre. On l'emploie surtout en légères aspirations dans le cas de suffocation occasionnée par la chaleur, et contre les évanouissements. Il peut aussi, faute d'ammoniaque ou d'acide phénique, être utilisé comme caustique.

Acide phénique (acide carbolique, phénol). — Ce produit, nouvellement appliqué à la médecine, est un puissant caustique et un excellent anti-septique; il détruit très-promptement les venins et les virus. On l'a employé aussi avec succès pour purifier et assainir l'air. On l'applique directement à la dose de quelques gouttes sur les piqûres ou les plaies venimeuses. Comme désinfectant, on l'emploie en solution dans l'eau au 100ᵉ (acide liquide, une cuillerée à bouche; eau, un litre). Cette eau possède des propriétés désinfectantes et insecticides. Elle peut servir en aspersions dans les endroits infects ou insalubres ; en lotions, elle détruit très-bien les insectes parasites : poux, puces, tiques des chiens, etc. En temps d'épidémie, le vinaigre de toilette phénique est d'un très-bon usage.

Acide tartrique. Retiré du tartre du vin, cet acide s'emploie surtout en poudre pour obtenir des boissons gazeuses rafraîchissantes avec le bi-carbonate de soude (voyez ce mot).

Alcool camphré. — Ce médicament ne s'emploie qu'à l'extérieur, en frictions dans les cas de douleurs rhumatismales, lombagos, ou mêlé à l'eau blanche dans les cas de contusions (une cuillerée à café dans un demi-verre d'eau blanche.)

Aloës. — Résine purgative, à la dose de quelques grains. Ne pas en faire abus. Lui préférer les pilules purgatives ante-cibum, moins échauffantes et plus faciles à prendre.

Alun (sulfate d'alumine et de potasse). — Ce sel, employé en poudre, est un puissant astringent ; on s'en sert surtout en gargarismes contre les maux de gorge, à la dose d'une cuillerée à café dans un verre d'eau miellée. A l'extérieur, on en fait usage comme léger caustique dans les cas d'aphthes de la bouche, et comme hémostatique dans les saignements de nez (alun, une cuillerée à café ; eau, un demi-verre).

Ammoniaque (alcali volatil). — Ce liquide s'emploie à l'extérieur comme caustique dans les cas de morsures ou piqûres venimeuses. On l'applique pur au moyen d'un bouchon de verre à tige effilée. Coupé de moitié d'eau, il irrite rapidement la peau et peut remplacer les sinapismes, et même former un vésicatoire si l'application est trop prolongée. On le fait respirer avec précaution dans la syncope. Quatre à dix gouttes dans un grand verre d'eau dissipent l'ivresse. Ne pas dépasser cette dose, car l'alcali volatil pris intérieurement est un violent poison à la dose de quelques grammes.

Les vétérinaires donnent l'ammoniaque contre le gonflement (météorisation), qui fait périr les herbivores (bœufs, chevaux) ayant mangé du fourrage humide. On l'administre en boisson à la dose de deux cuillerées dans un litre d'eau ou de cidre, pris en trois ou quatre fois à dix minutes d'intervalle.

Baudruche gommée (taffetas français).—Cette pellicule remplace avantageusement le taffetas anglais; elle est très-adhésive. On mouille avec un peu de salive l'endroit où on veut la placer, et on l'applique du côté brillant.

Baume du Commandeur (teinture balsamique). — Ancienne préparation employée pour le pansement des coupures, avec des bandelettes de linge imprégnées de liquide.

Baume tranquille. —Ce liquide huileux ne s'emploie que pour l'usage extérieur; il sert en frictions dans le cas de douleurs vives; il calme très-rapidement les maux d'oreilles. A cet effet, on verse dans l'organe malade une cuillerée à café de baume tranquille tiède, et on l'y conserve pendant quelques minutes en penchant la tête du côté opposé; puis on applique un tampon de coton imbibé de liquide.

Bi-carbonate de soude (sel de Vichy). — Ce sel s'emploie en poudre, comme digestif, à la dose de 50 centigrammes à 1 gramme, dissous dans un demi-verre d'eau, avant ou après le repas; il convient aussi aux personnes affectées de gravelle; il sert, avec l'acide tartrique, à préparer l'eau gazeuse (eau de seltz), soit directement dans une bouteille d'eau (acide, 1 gramme; bi-carbonate 1 gramme 50 centigrammes), qu'on ficelle; soit dans les appareils gazogènes (dose pour appareils de deux bouteilles : acide, 18 grammes ; bi-carbonate, 21 grammes). — Le bi-carbonate de soude est la base des pastilles et des eaux de Vichy.

Bismuth (sous-nitrate, sous-azotate de). — Ce produit s'emploie beaucoup depuis quelque temps contre les affections de l'estomac et surtout pour arrêter les diarrhées ; contre les dyspepsies, la dose est généralement de 50 centigrammes à 1 gramme, avant les repas. Comme astringent et anti-diarrhéique, la dose peut être élevée jusqu'à 5 à 6 grammes par jour.

Camphre. — Huile volatile concrète extraite du *laurus Camphora*, arbre qui croît en Chine et au Japon. Le camphre est un puissant anti-spasmodique, employé quelquefois à l'intérieur, sur prescription médicale, comme calmant. Il est surtout anti-septique ; aussi s'en sert-on souvent pour dissiper le mauvais air et garantir le corps de l'effet pernicieux des miasmes délétères. Employé en poudre et prisé par le nez, il calme très-rapidement les douleurs de tête occasionnées par le coryza ; enfin, il sert à conserver les étoffes de laine et à les garantir des vers.

Cérat. — Le cérat préparé avec l'huile d'amandes douces, la cire vierge et l'eau de roses, est une pommade très-utile dans le pansement des plaies en suppuration. Le cérat doit être récent et ne pas être conservé plus d'un mois.

Chloroforme. — Anesthésique par excellence, ne devant être manié que par le médecin. A l'extérieur, il sert mélangé à de l'huile d'amandes (huile trois parties, chloroforme une partie) en frictions contre les douleurs articulaires aiguës. On l'emploie aussi pour calmer les douleurs de dents. (Voyez mixture odontalgique).

Chlorure de fer liquide (perchlorure). — Ce médicament est d'un grand secours comme caustique et surtout pour arrêter les hémorragies. On l'emploie le plus souvent coupé de moitié ou des trois quarts d'eau ; on en imprègne des tampons d'amadou, de coton ou de charpie, que l'on tient fixés sur l'endroit d'où s'écoule le sang. On prépare avec ce liquide un papier hémostatique qu'on applique directement sur la blessure pour arrêter le sang.

Chlorure de soude (liqueur de Labarraque). — Désinfectant très-puissant et très-utile pour assainir les endroits d'où se dégagent des miasmes putrides ou délétères. On l'emploie dans ce cas en aspersions ou en couches légères dans des assiettes. Les médecins s'en servent aussi, étendu de cinq ou six fois son poids d'eau, contre les plaies de mauvaise nature, les brûlures, les engelures ulcérées, etc.

Collodion. — Solution de fulmi-coton (pyroxyline), dans l'éther sulfurique alcoolisé. Enduit imperméable qui rend de grands services dans les cas d'excoriations, et de blessures légères. (Pour plus de détails, voir le prospectus du **Collodion Rogé**, aux produits spéciaux).

Diascordium. — Préparation légèrement opiacée, qui réussit bien à la dose de un à trois grammes dans les diarrhées légères.

Eau de Mélisse des Carmes (alcoolat de Mélisse composé). — Excitant, stimulant à la dose d'une cuillerée à café dans un demi-verre d'eau sucrée, contre les faiblesses et les langueurs d'estomac. On l'emploie aussi à l'extérieur en frictions comme tonique et fortifiant.

Eau de Roses. — Cette eau aromatique s'emploie à l'extérieur contre les inflammations des paupières en lotions et en compresses. C'est un léger résolutif qui sert de dissolvant pour les collyres et les solutions destinées à combattre les inflammations des muqueuses.

Eau vulnéraire (alcoolat vulnéraire, eau d'arquebusade). — Cette eau, dont l'usage est connu de tout le monde, sert surtout pour rétablir la circulation du sang, dans le cas de chutes ou commotions violentes, à la dose d'une cuillerée à café pour les enfants et d'une cuillerée à bouche pour les grandes personnes, dans un demi-verre d'eau sucrée; en continuer l'usage pendant quelques jours. Coupée de moitié d'eau, elle est appliquée en compresses sur les meurtrissures.

Élixir de longue vie. — Cet élixir est un puissant stomachique et un léger purgatif. On le prend à la dose d'une cuillerée à bouche avant le repas. Comme purgatif, la dose est de deux cuillerées à bouche prises le matin à jeun.

Émétique (tartre stibié, tartrate d'antimoine et de potasse). — L'émétique est un poison violent et un vomitif très-énergique à la dose de cinq à dix centigrammes. On ne doit l'employer qu'avec l'avis du médecin ou dans les cas urgents (empoisonnements). — Voyez ce mot.

Esprit de menthe (alcoolat de menthe poivrée). — Excellent stimulant et apéritif. Il est surtout recommandé en temps d'épidémie comme réchauffant. Dose : une cuillerée à café dans un verre d'eau sucrée, ou quelques gouttes sur un peu de sucre.

Extrait de Saturne (sous-acétate de plomb liquide). — Ce produit ne s'emploie qu'à *l'extérieur* comme astringent et résolutif. Une cuillérée à café dans un verre d'eau constitue l'eau blanche, très-utile en lotions dans le cas d'entorses, de foulures ou d'autres inflammations accidentelles de la peau.

Éther sulfurique, — Éther alcoolisé (liqueur d'Hoffmann). — L'éther sulfurique et la liqueur d'Hoffmann sont d'excellents antispasmodiques, précieux dans les crampes d'estomac et les névralgies à la dose de quelques gouttes sur un morceau de sucre ou dans une infusion tiède de fleurs de tilleul. On emploie le sirop d'éther dans les mêmes cas à la dose d'une cuillerée à café. Son usage est plus facile.

Glycérine. — Liquide huileux soluble dans l'eau, très-efficace en lotions ou frictions contre les gerçures de la peau et les légères affections dartreuses.

Huiles d'amandes douces. — Cette huile, dont les usages sont connus de tous, est très-adoucissante. Elle purge les enfants en bas-âge à la dose de une à deux cuillerées à café. On l'associe souvent pour cet effet à égale quantité de sirop de chicorée composé.

Huile de camomille. — Médicament qui ne s'emploie qu'à l'extérieur : il est surtout préconisé dans le cas de coliques des enfants, en douces frictions sur le ventre.

Ipécacuanha. — La poudre d'Ipécacuanha est un excellent vomitif qui, dans la plupart des cas, doit être préféré à l'émétique, surtout chez les enfants. Sa dose, pour les adultes, est de 1 gramme à 1 gramme 50 centigrammes, délayé dans un demi-verre d'eau, et administré en deux ou trois fois, à dix minutes d'intervalle. Pour les enfants, la dose est de 25 à 50 centigrammes.

Laudanum de Sydenham. (Vin d'opium composé.) — Médicament très-actif et ne devant être employé qu'avec prudence, et le plus souvent avec l'avis d'un médecin. A l'intérieur, quatre à six gouttes dans un demi-verre d'eau sucrée pour calmer les douleurs d'entrailles et arrêter la diarrhée. Demi-dose pour les enfants. — A l'extérieur, huit à dix gouttes sur des cataplasmes de farine de lin.

Magnésie calcinée. — Absorbant et anti-acide très-estimé, à la dose d'une petite cuillerée à café, le matin à jeun, dans un demi-verre d'eau sucrée. — La magnésie est purgative à la dose d'une forte cuillerée à bouche. — Ce produit rend de grands services dans les empoisonnements par les substances minérales. Dans ce cas, la dose peut-être portée à quatre ou cinq cuillerées. Voir le mot *Empoisonnement*.

Moutarde. — La farine de moutarde est un rubéfiant puissant ; on ne l'emploie qu'à l'extérieur, délayée dans l'eau tiède, à l'état de sinapisme ou de pédiluve. — Un pharmacien distingué de Paris a trouvé le moyen de fixer sur du papier une couche suffisante de ce produit, de manière à éviter la fabrication des sinapismes. Il suffit de tremper une feuille de ce papier dans l'eau et de l'appliquer sur l'endroit indiqué pour obtenir très-rapidement le résultat voulu.

Odontalgique (mixture). — Chloroforme dentaire. Voir ce mot à la liste des *produits spéciaux de la pharmacie Rogé.*

Odonto-Worms. — Préparation particulière de la pharmacie, très-utile pour faciliter la première dentition des enfants; elle évite les conséquences fâcheuses qui en sont souvent la suite.

Pastilles de chlorate de potasse. — Voir à la liste des *Produits spéciaux.*

Pilules purgatives (*ante-cibum*). — Ces pilules, à base d'aloës et de quinquina, sont très-efficaces pour tenir le ventre libre et exciter l'appétit. On les prend, ordinairement, à la dose de une ou deux, avant le principal repas ou le soir en se couchant. Il est bon de boire aussitôt après une bonne tasse de thé chaud.

Pilules de cynoglosse. — ¡Ces pilules calmantes sont fréquemment ordonnées pour amener le sommeil ou calmer les irritations intestinales. Elles sont de dix à vingt centigrammes, et se prennent à la dose d'une le soir en se couchant. — L'usage de ces pilules pourrait quelquefois être dangereux. Aussi faut-il toujours prendre l'avis du docteur.

Rhubarbe. — La poudre de rhubarbe est employée journellement comme tonique, et légèrement purgative. Comme laxative, la dose est de 30 à 60 centigrammes, prise dans la première cuillerée de potage. On l'associe souvent à égale quantité de magnésie pour combattre les aigreurs d'estomac.

Sulfate de quinine. — Ce sel est l'antidote spécial des fièvres et des névralgies. — Les médecins l'emploient ordinairement en prises ou en pilules. —La dose varie de 20 à 50 centigrammes, et même 1 gramme par jour, une ou deux heures avant l'accès.

Sulfate de magnésie. — Ce sel est un précieux purgatif à la dose de 30 à 60 grammes pour les adultes, et de 10 à 20 grammes pour les enfants; mais sa saveur amère en rend l'administration très-difficile. M. Rogé l'a remplacé avantageusement par sa limonade au citrate de magnésie; préparation agréable à prendre, qui purge aux mêmes doses que le sulfate de magnésie. (Voir aux produits spéciaux.)

Sparadrap (de diachylon gommé). — Tissu emplastique adhésif, destiné à rapprocher les lèvres des plaies. On doit toujours choisir un sparadrap suffisamment chargé, et très-aglutinatif.

Teinture d'arnica. — Préparation alcoolique très-employée dans les cas de contusions, et de commotions cérébrales : à l'extérieur, coupée de moitié d'eau, en lotions et compresses; à l'intérieur, dix à douze gouttes dans un demi-verre d'eau sucrée. En prolonger l'usage pendant quelques jours.

Vermifuge. — Le plus actif et le plus commode des vermifuges est la santonine, principe du *semen contra.* La santonine s'administre ordinairement sous la forme de pastilles ou dragées de la force d'un centigramme, qui se donnent à la dose de deux à huit par jour, selon l'âge, autant que possible le matin à jeun. On fait prendre ensuite à l'enfant une tasse de thé léger.

Nous terminerons notre instruction pharmaceutique par l'indication des soins à prendre pour la bonne préparation de quelques médicaments simples, et par quelques mots sur le mode d'emploi de quelques instruments ou ustensiles contenus dans nos coffres.

TISANES

Les tisanes constituent la boisson ordinaire des malades. On les prépare par macération, infusion ou décoction.

La macération consiste à abandonner la plante dans une suffisante quantité d'eau froide pendant plusieurs heures. On fait ainsi les tisanes de racine de gentiane, quassia-amara et de rhubarbe.

L'infusion se fait en versant de l'eau bouillante sur la substance dont on veut communiquer à l'eau les propriétés. On laisse en contact pendant un temps plus ou moins long pour donner à la tisane plus ou moins de force. On traite ainsi les plantes aromatiques et les fleurs en général, bourrache, menthe, mélisse, mauves, thé, violettes, etc., etc.

La décoction consiste à traiter les substances par le contact prolongé de l'eau bouillante ; on met la plante convenablement divisée dans l'eau sur le feu, on porte à l'ébullition, qu'on prolonge pendant un temps suffisamment long, selon la nature des substances sur lesquelles on opère. On obtient ainsi les tisanes d'orge, de chiendent, de salsepareille et, en général, des racines des plantes médicinales.

Les tisanes doivent être passées avec soin au travers d'un linge fin pour les avoir aussi limpides que possible, afin d'éviter le dégoût aux malades qui sont obligés d'en faire un usage presque continu.

CATAPLASMES

Les cataplasmes sont des pâtes molles que l'on applique sur la peau pour y entretenir de la chaleur ou de l'humidité, et quelquefois l'une et l'autre.

On les applique chauds ou froids, à nu ou entre deux linges, suivant l'indication. Les principaux cataplasmes conseillés par les médecins sont ceux de fécule de pomme de terre et ceux de farine de lin.

Le cataplasme de fécule se prépare avec : fécule,

100 grammes; eau, un litre. On met les quatre cinquièmes de l'eau sur le feu dans un poëlon, on la porte à l'ébullition et on y ajoute la fécule préalablement délayée dans le reste d'eau froide. On agite le mélange quelques instants, de manière à le rendre homogène.

Le cataplasme simple ou de graine de lin s'obtient en délayant la farine de lin dans deux ou trois fois son poids d'eau bouillante, de manière à avoir une pâte molle.

On enveloppe quelquefois les cataplasmes d'une gaze afin d'éviter le contact immédiat de la peau ; d'autres fois, on enduit celle-ci d'un peu d'huile fine afin que le cataplasme n'y adhère pas. Pour conserver la chaleur et l'humidité d'un cataplasme, il faut le recouvrir d'un tissu de laine sur lequel on place un morceau de taffetas gommé.

SANGSUES

Manière de les appliquer. — Lorsqu'on s'est assuré de la bonne qualité des sangsues, le meilleur moyen et le plus simple pour les faire prendre vite et bien, c'est de laver avec de l'eau tiède la place où l'on veut les mettre; il est bon aussi de passer les sangsues à l'eau fraîche avant leur application. Les sangsues doivent être de moyenne grosseur, être vives, fermes et s'arrondir par le toucher de la main en forme d'olive.

VIN DE QUINQUINA

L'usage du vin de quinquina devenant aujourd'hui presque général, nous croyons devoir faire connaître le mode de préparation de ce produit afin qu'on puisse se le procurer quand on est éloigné d'une pharmacie.

Dans tous les cas, il est préférable de faire usage des vins de quinquina préparés par les pharmaciens. — Voici la formule : quinquina jaune royal, 30 grammes ; bonne eau-de-vie, 60 grammes ; laissez en contact vingt-quatre heures ; ajoutez vin de Bordeaux, un litre. Faites macérer dix jours ; passez avec expression et filtrez. On prépare de même les vins de quinquina au malaga et au madère, en supprimant l'eau-de-vie.

INSTRUMENTS ET USTENSILES

RENFERMÉS DANS LES COFFRES DE SECOURS

Balance. — La balance dont nous nous servons est une petite balance sensible à 5 centigrammes (1 grain). On doit toujours, avant le pesage, s'assurer de la justesse de l'appareil.

Spatules. — Les spatules sont de petits instruments pour l'emploi des pommades ; celles que nous employons servent en même temps de mesure pour les poudres.

La petite, ou spatule à grain, est surtout destinée à mesurer l'émétique, le kermès et autres substances minérales très-actives, pour lesquelles la balance ne serait pas suffisamment sensible.

La grande, ou spatule à rhubarbe, contient 0,60 centigrammes de poudre végétale et environ 1 gramme de poudre minérale (sous-nitrate de bismuth, bi-cabornate de soude, etc.) et dispense ainsi de la pesée dans un grand nombre de cas.

Mesure graduée. — La mesure graduée est un verre sans pied, divisé de façon à ce que chaque trait indique cinq grammes d'eau. Ce petit instrument remplace donc la balance le plus souvent pour les liquides. Il est bon, toutefois, de tenir compte de la différence de densité des liquides. Ainsi, un litre d'eau pèse 1,000 grammes ; un litre d'huile, 900 ; un litre d'alcool (esprit de vin), 800; l'éther sulfurique, 700; tandis que la glycérine pèse 1200 grammes, le sirop de sucre 1300; le chloroforme, 1500, etc.

Compte-gouttes. — Ce petit appareil, composé d'un tube en verre effilé et d'une boule en caoutchouc, est destiné à compter les gouttes pour les médicaments énergiques (laudanum). Il suffit de presser la petite boule pour faire monter, en cessant la pression, une certaine quantité de liquide dans le tube; on n'a plus alors qu'à exercer de petites pressions pour obtenir les gouttes.

Mortier. — Nos coffres renferment souvent un petit mortier en porcelaine destiné à diviser certaines substances et surtout à opérer certains mélanges de poudres. Il est très-important de bien laver et essuyer le mortier aussitôt après s'en être servi.

CATALOGUE ET PRIX COURANT

DE NOS DIVERS MODÈLES DE PHARMACIES PORTATIVES

PHARMACIES DE POCHE

(MODÈLES DÉPOSÉS)

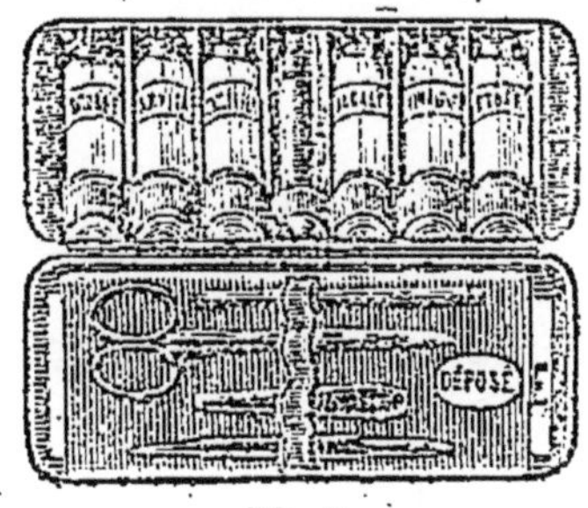

Nº 4.

Nous possédons six modèles de trousses de poche. Les quatre premiers sont des petites boîtes de bois recouvertes de maroquin ou de cuir de Russie. Les deux derniers sont en cuir et ont la forme d'un porte-cigare Toutes ces boîtes sont solides, élégantes et légères. Elles conviennent surtout aux voyageurs, aux chasseurs, aux pêcheurs, aux ecclésiastiques et aux touristes.

Le nº 1 renferme trois flacons : teinture d'arnica, éther sulfurique, ammoniaque ; une pince à écharde, une paire de ciseaux, un petit rouleau de baudruche gommée qui remplace le taffetas d'Angleterre, et une instruction. Prix : 12 fr.

Le nº 2 a la même composition que le nº 1, avec un flacon en plus, garni d'extrait de saturne. Prix : 14 fr.

Le nº 3 contient de plus que le nº 2, un flacon de vinaigre anglais et une lancette. Prix : 17 fr.

Le nº 4 a un flacon de plus que le nº 3, ainsi qu'un porte-pierre infernale garni. Prix : 20 fr.

Le n° 5, genre porte-cigare, renferme sept flacons et une trousse pareille à celle du n° 4. Prix : 25 fr.

Le n° 6 est notre n° 5 double, il contient donc quatorze flacons ou étuis et une trousse. Prix : 35 fr.

Les prix indiqués sont ceux des pharmacies en maroquin. En cuir de Russie, chaque modèle coûte 5 fr. de plus.

COFFRETS DE PROVISION

N° 1. **Petit coffret de voyage** (largeur 10 centimètres, hauteur 12, longueur 18), en bois recouvert de maroquin. Il contient 16 médicaments ou instruments. Prix : 40 fr.

Le même en cuir de Russie, 50 fr.

Les petites dimensions de ce coffret le rendent très-commode pour les personnes qui voyagent, il peut très-bien tenir dans une petite valise ou dans un sac de nuit.

N° 2. **Petit coffret en noyer** (largeur 16 centimètres, hauteur 20, longueur 23), renfermant 30 médicaments ou instruments, sparadrap, linge, charpie, etc. Prix : 70 fr.

Ce modèle convient très-bien aux personnes qui habitent la campagne.

N° 3. **Coffre de secours complet** avec balances, mortier, etc. Prix : 150 fr.

Nous terminerons ce catalogue par l'indication des médicaments renfermés dans le modèle de pharmacie de secours que nous avons établi pour la compagnie des chemins de fer de l'Italie méridionale.

Cette boîte, en vache marine, a la forme d'un sac militaire (hauteur 42 centimètres, largeur 39, épaisseur 14.

La carcasse est en chêne, genre commode à tiroirs. Elle contient les objets suivants numérotés :

13 flacons avec étiquette vitrifiée.

Nº 1. Perchlorure de fer.
    2. Laudanum de Sydenham.
    3. Ammoniaque caustique.
    4. Chloroforme.
    5. Éther sulfurique.
    6. Vinaigre des Quatre-Voleurs.
    7. Extrait de Saturne.
    8. Eau de Mélisse.
    9. Alcool camphré.
  10. Huile d'amandes douces.
  11. Teinture d'arnica.
  12. Solution de nitrate d'argent au 5°.
  13. Eau distillée.

Boîtes et paquets.

14. Bols de diascordum de un gramme.
15. Thé.
16. Douze paquets de sulfate de quinine de 1 gr. 50.
17. Dix-huit paquets de sulfate de quinine de 1 gramme.
18. Dix paquets calomel de un demi-gramme.
19. Dix paquets ipécacuauha pulv. de 2 grammes.
20. Quatre paquets ipécacuanha pulv. de 3 gr.
21. Huit paquets sulfate de magnésie de 45 gr.
22. Dix paquets sulfate de magnésie de 30 gr.
23. Poudre vomitive, six paquets, ainsi composés : poudre d'ipéca 2 gr.; émétique, 0,05.
24. Émétique (tartre stibié, douze paquets de 10 centigrammes.)

25. Crême de tartre, dix paquets de 25 grammes.
26. Sulfate de zinc (douze paquets de 10 centigr.).
27. Alun (douze paquets de 6 grammes.)
28. Chlorate de potasse (six doses de 5 grammes.
29. Farine de moutarde.
30. Farine de graine de lin.
31. Racine de guimauve.

LINGE ET ACCESSOIRES POUR PANSEMENTS

Linge :

Six compresses carrées, trois compresses longuettes, quatre bandes (8 mètres, 6 mètres, 3 mètres, 1 mètre,) mousseline à cataplasme ; charpie ; deux compresses de flanelle.

Sparadrap de diachylon (pour pansements); baudruche gommé pour pansements ; amadou ; éponge ; fil ciré, fil non ciré.

INSTRUMENTS

Porte-nitrate garni, lancette, bistouri, pince, ciseaux, aiguille à suture, épingles ordinaires, épingles à suture, hydrochlise (pour lavements), appareil à ventouses simples et à ventouses scarifiées, mesuse graduée (pour mesurer les liquides). Prix : 250 fr.

———

Nota. — Nous avons toujours à la disposition de nos clients tous les modèles indiqués ci-dessus, et nous pouvons fournir dans un très bref délai et dans les meilleures conditions de prix et de fabrication tous les genres possibles de Pharmacies portatives.

PRODUITS SPÉCIAUX DE LA PHARMACIE ROGÉ

Limonade purgative de Rogé, au citrate de magnésie, approuvée par l'Académie de médecine. — Depuis son introduction dans la thérapeutique, la *Limonade Rogé* est devenue un remède entièrement populaire ; aussi est-il inutile de faire ressortir les avantages incontestables de ce nouveau purgatif ; tout le monde s'accorde à reconnaître avec M. Soubeiran, dans son rapport à l'Académie, que :

« Ce médicament ressemble, par sa saveur, à une vé-
» ritable *limonade,* qu'il purge aussi bien que l'eau de
» Sedlitz, que par son goût agréable il constitue un puis-
» sant moyen de vaincre la répugnance d'un grand
» nombre de malades pour les purgatifs, qu'il n'occa-
» sionne ni soif, ni épreintes, ni coliques, et que, par
» conséquent, il agit *tuto et jucounde* (sûrement et agréa-
» blement). »

La véritable Limonade Rogé ne contient que du citrate de magnésie parfaitement pur, tandis que les limonades purgatives du commerce renferment presque toujours du tartrate de soude, irritant et amer ; souvent même on délivre sous ce nom de l'eau de Sedlitz édulcorée, aussi ne saurions-nous trop engager les médecins et les malades à s'adresser directement à la pharmacie de l'inventeur, seul dépôt de ce produit.

La Limonade Rogé se prend ordinairement le matin, à jeun, par verre, toutes les demi-heures. Chaque bouteille porte une étiquette avec la signature de l'inventeur et l'empreinte des médailles qui lui ont été décernées par le gouvernement.

Poudre purgative de Rogé. — Malgré tous les soins apportés à sa fabrication, la *Limonade Rogé* ne se conserve que quelques jours ; pour obvier à cet inconvénient, l'inventeur a réuni dans un petit flacon tous les éléments, moins l'eau, qui constituent son purgatif. Transport facile, conservation indéfinie, tels sont les avantages de cette poudre. — Il suffit de dissoudre le contenu d'un flacon dans une bouteille d'eau pour avoir la véritable *Limonade Rogé* à 50 grammes de citrate de magnésie.

Chaque flacon est enveloppé d'un papier orange inimitable, avec les médailles, le cachet et la signature de l'auteur.

Pastilles laxatives de Rogé. — Préparées avec le citrate de magnésie, ces pastilles, d'un goût agréable, remplacent avec avantage la rhubarbe et les pilules purgatives ; elles se vendent en boîtes sous la garantie du cachet de l'inventeur.

Collodion Rogé. — Le collodion introduit dans la thérapeutique médicale par M. le docteur Robert de Latour, est journellement employé par ce praticien distingué et par un grand nombre de médecins célèbres de la capitale, pour combattre avec succès les maladies inflammatoires, en général, toutes les fois que la partie du corps affectée correspond à une portion de la peau qui en permet l'application.

Cet enduit réussit parfaitement dans les ovarites aiguës ou chroniques, les péritonites, les érysipèles, les rhumatismes articulaires, la variole, les brûlures, les entorses, les foulures, les gerçures, les engorgements des seins, etc.

Mais, pour obtenir du *collodion* tous ses bons effets, il faut faire usage d'un produit bien préparé, très-souple, et n'exerçant aucune traction douloureuse sur la peau. — Notre *collodion,* préparé depuis vingt ans, d'après les indications spéciales du docteur de Latour, remplit parfaitement toutes ces conditions.

MODE D'EMPLOI. — Il suffit d'étendre à l'aide d'un pinceau, sur toute la surface irritée, une couche bien régulière de *collodion,* en ayant soin de réparer les fissures qui pourraient se produire. — Vingt-quatre heures suffisent le plus souvent pour éteindre l'inflammation et amener ainsi une prompte guérison.

Comme garantie, exiger sur chaque flacon le cachet et l'adresse de la maison, gravés sur le verre. — Prix, 2 fr. 50 c. le flacon ; 13 fr. 50 les six flacons.

N. B. — Éviter l'usage de cet enduit auprès d'une bougie ou de tout autre corps enflammé.

Pastilles de chlorate de potasse à 0,25 centigrammes. — Le chlorate de potasse est reconnu par les célébrités médicales comme le spécifique par excellence des maladies de la bouche et de la gorge. Des expériences nombreuses faites dans les hôpitaux de Paris, par MM. les professeurs Blache, Trousseau, Barthez, Demarquay, Ricord et A. Fournier (*Union médicale*, 1856), ont démontré l'efficacité de ce sel : 1° dans les affections ulcéro-membraneuses (angine couenneuse, croup, amygdalites, gangrène de la bouche) ; 2° dans la stomatite mercurielle (salivation, ulcérations, gonflement de la langue et des gencives résultant de l'usage des mercuriaux) ; 3° dans le scorbut, ulcération des joues, etc., etc.

De toutes les préparations proposées pour faciliter l'administration du chlorate de potasse, la forme de pastille est, sans contredit, la plus convenable, mais encore faut-il que la dose de sel soit assez forte, afin qu'un petit nombre de tablettes suffise par jour. — Les pastilles de chlorate de potasse du commerce sont généralement à 0,05 ou à 10 centigrammes. Les nôtres contiennent 0,25 centigrammes de sel. Emploi, six à dix pastilles dans la journée.

Exiger sur chaque tablette les mots : *Chlorate de potasse* et *Pharmacie Rogé*. — Prix, 2 fr. la boîte ; 10 fr. les six boîtes.

Sirop de phosphate ferreux soluble. — Le phosphate ferreux est depuis longtemps reconnu par les célébrités médicales comme un des plus énergiques reconstituants de l'organisme. Il renferme à la fois les éléments essentiels des os et du sang. Bien supérieur aux pyrophosphates, qui ne contiennent qu'environ 1/50° de fer, le proto-phosphate en renferme moitié de son poids. Ainsi notre sirop, tout en possédant un goût très-agréable, représente 5 centigrammes d'oxyde de fer par cuillerée à bouche.

DOSE. — Une cuillerée matin et soir immédiatement avant le repas. — Prix, 3 fr. le flacon; 15 fr. les six flacons.

Mixture odontalgique (chloroforme dentaire), bien préférable à la créosote, qui corrode les muqueuses et amène souvent de graves désordres; elle calme très-rapidement les douleurs de dents et les névralgies de la bouche.

EMPLOI. — Introduire dans la dent cariée bien séchée un tampon de coton imbibé de mixture. — Quand la douleur est générale, vingt gouttes de liqueur dans un petit verre d'eau, en gargarisme. — Prix, 1 fr. 50 c. le flacon; 7 fr. 50 les six flacons.

Sirop calmant pectoral (au baume de tolu). — Le baume de tolu est un des plus anciens et des meilleurs pectoraux; ses propriétés stimulantes et balsamiques le rendent précieux contre toutes les irritations des bronches et de la poitrine. Uni à la gomme et à une infusion concentrée de fleurs béchiques, il constitue un sirop très-agréable et très-efficace contre les rhumes, grippes, maux de gorge, bronchites, catarrhes aigus et chroniques, etc.

Notre *sirop*, préparé d'après ces données, contient autant de gomme et de tolu que chacun de ces sirops séparément; de plus, chaque cuillérée à bouche représente les principes adoucissants d'une tasse d'infusion de fleurs pectorales; l'emploi des tisanes devient donc tout à fait inutile.

DOSE. — Quatre à six cuillerées à bouche, par jour, pur ou dans une tasse d'eau chaude ou de lait chaud : pour les enfants, remplacer la cuillère à bouche par la cuillère à café.—Prix, 2 fr. le flac.; 10 fr. les six flacons.

Bonbons calmants pectoraux (au baume de tolu). — Ces pastilles, d'un goût exquis, renferment les mêmes principes que notre sirop calmant; elles conviennent surtout aux personnes qui, ne pouvant garder la chambre, veulent avoir toujours sous la main un bon-bon agréable et efficace.

DOSE. — Deux ou trois pastilles, toutes les fois qu'on sent le besoin de tousser ou d'expectorer.— Prix, 1 fr. 50; 7 fr. 50 les six boîtes.

Magnésie calcinée, préparée avec la magnésie qui sert à la fabrication de la *Limonade Rogé,* dont la réputation est universelle. Notre magnésie calcinée est entièrement pure et parfaitement *décarbonatée.*

DOSE. — Comme digestive et antiacide, une cuillerée à café dans un demi-verre d'eau sucrée. — Prix : 1 fr. 25 le flacon ; 6 fr. 50 les six flacons.

Pastilles vermifuges à la santonine. — Prix, 1 fr. la boîte.

Eau dentifrice de Botot. — Prix, 2 fr. le flacon; 3 fr. la demi-bouteille ; 7 fr. le litre.

Eau de fleurs d'oranger de Paris. — Prix, 1 fr. 75 c. la demi-bouteille, 4 fr. 25 c. le litre.

Elixir de pepsine. — Prix, 6 fr. le flacon.

Encre indélébile pour marquer le linge sans préparation. — Prix, 2 fr. 50 c. le flacon.

Glycérolé de quinquina au goudron. — Pommade contre les maladies du cuir chevelu. — 3 fr. le pot; 15 fr. les six pots.

Huile de foie de morue blanche de Norwége. — Cette huile, extraite à froid, est reconnue comme la plus riche en principes actifs. — Prix, 3 fr. le flacon.

Huile de foie de morue blonde. — Prix, 4 fr. 25 c. le litre.

Pastilles de menthe anglaises. — Prix, 1 fr. 50 et 2 fr. 50 c. la boîte.

Poudre dentifrice du Dr Dallain. — Prix, 2 fr. 50 c. la boîte.

Teinture d'arnica contre les effets des chutes et commotions cérébrales. — Prix, 1 fr. 50 c. le flacon.

Vin de quinquina au bordeaux.— Prix, 2 fr. 50 c. la demi-bouteille ; 6 fr. le litre.

Vin de quinquina au madère ou au malaga. — Prix, 3 fr. 50 c. la demi-bouteille; 9 fr. le litre.

Entrepôt général de tous les médicaments spéciaux approuvés par l'Académie de médecine ou reconnus utiles par une longue expérience.

(Chaque produit est garanti par le cachet et la signature des inventeurs).

Dépôt spécial des préparations suivantes :
VIN ET PILULES DE QUINIUM d'Alfred Labarraque, du Havre.

Le Quinium, approuvé par l'Académie de médecine, représente exactement les principes toniques et fébrifuges du quinquina. — Les préparations dont il fait la base sont toujours identiques dans leur composition.

PILULES DE BLANCARD à l'iodure ferreux.

SIROP DE H. AUBERGIER.

SIROP lénitif de FLON.

POUDRES ET PASTILLES au charbon végétal, du docteur BELLOC.

VÉRITABLES PILULES DE VALLET.

PERLES D'ÉTHER DU DOCTEUR CLERTAN.

PATE PECTORALE DE REGNAULD.

POMMADE DU DOCTEUR ALAIN.

VÉRITABLES PILULES ÉCOSSAISES D'ANDERSON.

PILULES TONIQUES FÉBRIFUGES à l'Aurantium, de GORLIER, de Meaux.

EAU LÉNITIVE de GORLIER.

Eaux minérales naturelles françaises et étrangères.

Médicaments et produits spéciaux anglais.

NOTA. — La poste ne prenant depuis le 1er janvier 1868, que 1 p. 100 (5 centimes pour 5 fr.) pour les envois d'argent, jusqu'à 10 fr. inclusivement, nous engageons les personnes de province, qui désirent avoir quelques-uns de nos articles, à se servir de ce mode de paiement expéditif et peu coûteux.

TABLE ALPHABÉTIQUE

DES MATIÈRES

Paris, imp. Balitout, Questroy et C⁰, 7, rue Baillif.